AF246144

La Limitation

des

Sages-Femmes

CONFÉRENCE

FAITE

A L'ASSEMBLÉE GÉNÉRALE DE L'ASSOCIATION DES SAGES-FEMMES DE FRANCE

PAR

Mlle J. DEJEAN

SECRÉTAIRE GÉNÉRALE DE L'ASSOCIATION DES SAGES-FEMMES DE FRANCE

Extrait de la *Revue Professionnelle des Sages-Femmes*, n° 4, avril 1911

LA

LIMITATION DES SAGES-FEMMES

Conférence faite à l'Assemblée générale

de l'Association des Sages-Femmes de France

Le temps est un grand maître dont les hommes sont esclaves. Son action sourde se manifeste à chaque instant : ici le bébé rose, là-bas les cheveux blancs. Rien ne se fait sans lui ; la mort poursuit la vie ; la légende, l'histoire.

Tout nous invite à courber la tête devant Celui qui commande les Heures ; depuis l'autorité anonyme des proverbes jusqu'à la parole des sages.

Les Grecs adoraient la Fortune et lui dressaient des autels fleuris. Je ne demande pas le rétablissement d'un culte disparu, mais il est certain que la Fortune ne consacre pas toujours le seul mérite et le Hasard, qui fait des heureux, peut se plaindre, car il compte parmi ceux-ci beaucoup d'ingrats.

Tandis que sous l'influence des idées, des besoins ou des nécessités, des collectivités se développent rapidement et s'enrichissent ; tandis que la politique donne à quelques corporations dans l'État une importance soudaine, des minorités respectables sont démunies et tombent dans la misère. Le Progrès, qui favorise les uns, emporte et noie les autres. Aujourd'hui, les sages-femmes sont emportées à leur tour. Peuvent-elles résister au courant qui les entraîne, et par quels moyens ?

Les moyens de résister ne manquent pas.

Il n'est pas de loi qui n'ait ses tempéraments ; il n'est pas de règle qui n'ait ses exceptions. Quelle que soit l'opportunité d'un progrès contraire à nos intérêts, il est possible donc de défendre nos droits et d'escompter la victoire.

La condition indispensable de cette victoire est la foi qui « soulève les montagnes », car on peut répéter avec Duclos : « Il n'est d'impossible que ce qu'on s'habitue à considérer comme tel. »

Une grève même courte serait précisément contraire à nos revendications. Nous manquons d'ouvrage, ce n'est pas le moment d'abandonner le travail. Il ne faut pas pousser l'ironie jusqu'à l'amertume. Notre situation est grave. Le nombre des sages-femmes tend à augmenter, celui des naissances diminue sensiblement. Le prix du loyer et des denrées s'élève. Nos recettes fléchissent au moment où nos dépenses s'accroissent. Partout lamentations, surprises, déceptions. Il faut avoir le tempérament d'un Schumann pour louer les larmes. Sans diminuer leur beauté, je pense qu'il est préférable de les éviter. Or, la raréfaction de la clientèle est un fait; c'est le seul. Semblable à ces énormes cryptogames qui se développent sur les plus beaux arbres et les font dépérir, la raréfaction tarit nos ressources et nous conduira sûrement à la ruine, si nous n'y prenons garde.

Il est donc pressant de trouver un remède à notre situation actuelle, un remède capable non seulement de nous assurer le présent, mais encore l'avenir.

*
* *

Pourquoi multiplions-nous sans résultat les heures de nos consultations déjà calmes et peu fréquentées? Pourquoi le moindre accouchement prend-il les proportions d'un événement? Parce que le temps, les hommes et les choses nous sont contraires, c'est aussi parce que nous oublions trop facilement le vieux proverbe : « Aide-toi, le ciel t'aidera. »

Il est évident que le mal dont souffre notre patrie, mal plus redoutable que la peste, en ce qu'il n'enrichit pas l'Achéron et diminue le nombre des vivants sans augmenter celui des morts; mal universel en ce qu'il détruit à la fois les villes et les cimetières; la dépopulation, puisqu'il faut l'appeler par son nom, ne nous est pas favorable.

Tandis qu'Hégésias prêchait le suicide et condamnait la douleur en supprimant l'individu, ce qui est au demeurant un moyen peu banal de faire régner la félicité sur cette terre, les néo-malthusiens, les modernes, apportent une apparence de bonheur au peuple en conseillant la pratique des manœuvres anticonceptionnelles.

Il est certain que la méthode du Grec avait le grave défaut d'être trop efficace. D'ailleurs, l'histoire nous apprend qu'il eut peu de succès. Banni de sa patrie, il vécut en contradiction avec ses principes et fit peu d'adeptes.

Malheureusement, par sa souplesse, la théorie des néo-malthusiens, basée sur des sophismes grossiers mais séduisants, se répand avec une grande facilité dans les villes, d'où elle rayonne dans les campagnes. Elle connaît aujourd'hui un succès qui fut hostile aux idées d'Hégésias, « par où l'on voit », dirait un prédicateur chrétien, si la chaire était encore ce qu'elle fut, « l'universalité du progrès et la subtilité du démon ».

En fait, les recensements s'opèrent toujours dans l'inquiétude et, sauf en Russie et en Allemagne, pour ne parler que des pays d'Europe, ils sont loin de justifier la loi de Malthus, suivant laquelle les hommes se multiplient non seulement d'après la parole divine, mais encore selon une progression géométrique. Une statistique, publiée par le Dr Bertillon, montre que le nombre des naissances, qui était à Paris de 65.042 en 1902, est tombé à 60.793 en 1907. Dans ce même temps, les rangs des sages-femmes ont reçu 34 unités nouvelles.

La dépopulation a donc pour conséquence directe de diminuer la grosseur du gâteau et d'augmenter le nombre des invités. C'est très démocratique.

*
* *

Il en résulte que les sages-femmes, au lieu d'attendre la clientèle, sont obligées de la rechercher.

Cependant, la concurrence de nos collègues serait supportable, si nous n'étions appelées à subir aussi celle des médecins. Dans la lutte que nous avons à soutenir contre ces derniers, il faut reconnaître que nous sommes dans une position bien inférieure, créée plutôt par la nature des choses et la marche des événements que par la faute exclusive des hommes. Le praticien pense que si les sages-femmes n'existaient pas, tous les accouchements seraient faits par les médecins. De là, cet isolement qui s'accroît chaque jour et dont nous sommes les victimes. De là, notre situation difficile qui se complique d'une sorte d'excommunication.

Les malades ne se doutent pas que les médecins ou les sages-femmes ont plus de mal à gagner leur confiance qu'à les délivrer. Aujourd'hui, un sourire bien placé attire la clientèle. La science insensible et amorale doit craindre beaucoup les belles manières. Si la bataille entre sages-femmes et médecins continue longtemps encore, j'envisage nettement l'avenir où le diplôme de docteur en médecine sera inutile ou du moins insuffisant. On exigera sans doute un brevet de diplomatie et des ambassadeurs occuperont dignement les chaires des facultés de médecine.

On peut voir aux fenêtres d'une maison située dans le neuvième arrondissement, ces inscriptions : Chirurgien, accoucheur, médecin, et... Mme de Sévigné vous le donne en mille... docteur. Ce fait particulier est un indice grave. Alors que les hommes savants et soucieux de l'avenir sont obligés, devant le progrès des sciences, de respecter la grande loi de la division du travail en se spécialisant, on voit les praticiens, qui devraient être ces hommes savants, réunir toutes ces sciences dans le même cabinet.

La médecine est-elle une science propre, comme l'affirme le D' Grasset (1)? Sa distinction viendrait-elle de ce que ceux qui l'appliquent ne sont pas des savants mais des commerçants? Dans ce cas, le D' Grasset serait d'accord avec le D' Bertillon qui dit : « Les deux professions (il s'agit des médecins et des pharmaciens) se sont commercialisées » (2).

Quoi qu'il en soit, on parle des morticoles, des gréviculteurs, des escrocs sur la même ligne. Molière a créé Diafoirus ; depuis, Brunetière a parlé de la faillite de la science malgré la belle autorité d'un Berthelot.

Dans cette course à la clientèle, médecins et sages-femmes compromettent leur prestige. Il serait peut-être temps encore de combattre une nécessité qui entraîne médecins et sages-femmes dans une lutte fratricide. Il serait juste que les médecins demandassent à leurs accouchées des honoraires supérieurs à ceux des sages-femmes.

La rivalité qui s'accuse entre ces deux corporations disparaîtrait, chacun restant à sa place.

Mais les sages-femmes ont d'autres adversaires : l'Etat, les communes, les associations mutuelles.

*
* *

Si les médecins nous enlèvent une partie de la clientèle, l'Assistance publique en attire une autre. Herbert Spencer n'a jamais recommandé la création des hôpitaux qui, d'après lui, soulagent l'individu, mais affaiblissent la race. Cependant, l'hôpital est de plus en plus recherché. Cette faveur auprès du public s'explique très bien.

Les malades sont installés sur des lits convenables dans des salles propres et aérées. Ils reçoivent gratuitement une nourriture saine et appropriée, et des médicaments de première qualité. Les maîtres les plus éminents les examinent, ils sont soignés par un personnel instruit et dévoué. Tant d'avantages ne sont pas méprisables. Ajoutez que le contrôle de l'Administration sur les admissions, lorsqu'il s'exerce, est forcément limité et qu'on peut l'éviter. Il en résulte que l'hôpital abrite beaucoup de femmes ayant les moyens de payer une sage-femme.

A Paris, pendant l'année 1907, l'Assistance publique a payé les frais de 25.935 accouchements, soit un peu plus du tiers du nombre total des

(1) *Revue Hebdomadaire* du 5 novembre 1910.
(2) *Moniteur Médical* du 3 janvier 1911.

accouchements, lequel s'élève à 61.000. Cette proportion est effrayante, si l'on considère qu'en principe, l'indigence donne seule le droit à l'hospitalisation gratuite, et que les honoraires des sages-femmes ne sont pas très élevés ; qu'il faut par conséquent se trouver dans une misère profonde pour ne pas s'offrir la satisfaction d'accoucher dans son propre lit ; on est amené à conclure en face de la proportion établie par la statistique même qu'il existe à Paris un million de pauvres. L'énormité d'un tel chiffre prouve que le contrôle exercé par l'Administration est inefficace ou nul.

* *

A côté de l'hôpital, on trouve le bureau de bienfaisance. Il est difficile de contester l'utilité de cette institution, bien qu'elle laisse aux plus nécessiteux des charges inconnues à la clientèle de l'hôpital. Mais l'extension des bureaux de bienfaisance ne peut pas servir l'intérêt des sages-femmes qui, malgré leur quittance du percepteur, payent un nouvel impôt en consentant à l'Administration le prix de 20 francs par accouchement. Ce genre de mutualité officielle a fait naître une quantité d'associations privées dont le but est d'offrir à leurs adhérents, en retour d'une cotisation modeste, des avantages considérables. Ces avantages, nous les payons, en donnant presque gratuitement nos soins dans l'espoir que le titre de : « sage-femme de telle association » mieux que toute réclame, attirera la clientèle.

Mauvais calcul. Aujourd'hui, les clients se réunissent pour obtenir des fournisseurs les meilleures conditions. Il est donc inutile de les attendre en dehors de leurs associations. Le nombre et l'isolement des sages-femmes font le jeu de ces associations qui mesurent leur prospérité au nombre de leurs adhérents.

De plus, le développement de la mutualité favorisé par le monde officiel est assuré. Cette idée d'assistance aussi charitable que pratique venant à une époque difficile et troublée ne peut pas ne pas connaître le succès. Vis-à-vis d'une œuvre aussi philanthropique dont nous pouvons bénéficier en d'autres circonstances, notre situation est délicate, mais il faut retenir que la mutualité tend à éloigner de nous la clientèle et à placer entre cette dernière et les sages-femmes des règlements dans l'élaboration desquels nous n'avons pris aucune part. Ainsi, à la faveur du temps et des circonstances, sous l'influence de certaines institutions d'ordre public ou l'application de principes sociaux ou économiques, notre clientèle ébranlée par une concurrence inégale se raréfie. Toutes ces causes provoquent sans cesse de nouvelles difficultés et contrarient notre action au point de précipiter notre détresse.

*****

La rencontre la plus désagréable que puisse faire une sage-femme dans sa clientèle est celle du médecin ou des nécrophores, parce qu'ils emportent avec eux la cliente guérie ou morte !... L'honnêteté des praticiens, ici, n'est pas en jeu. Ce qui les fait agir ainsi, c'est le même motif qui nous pousse à conserver la cliente. Mais il en résulte que la courtoisie et la franchise ne président plus les rapports entre médecins et sages-femmes. Leurs relations s'aigrissent et constituent un anachronisme dans une société où la fraternité, depuis trop longtemps placée au frontispice des monuments publics, demande à descendre dans la rue. Ce conflit peut, pour nous, être gros de conséquences. Il vient augmenter encore l'inquiétude que nous éprouvons par suite de la raréfaction de la clientèle.

Devant l'exigence des malades, nous fuyons les responsabilités, nous évitons avec soin la « tuile » qui sera toujours le pire moyen de réclame. Aussi, dans les cas difficiles, nous ne montrons pas assez d'obstination. L'intervention du médecin est trop facilement sollicitée. La clientèle, désireuse de s'épargner le plus de frais possible, prend l'habitude d'appeler directement le médecin dont la présence rend légalement inutile celle de la sage-femme. Lorsque les clients ont des ressources modestes et qu'il se produit une complication, nous leur indiquons le chemin de l'hôpital. C'est un chemin désagréable, mais qui offre l'avantage d'être économique. Et, à notre époque, où l'argent est dans bien des cas le rival victorieux de l'amour, ce chemin peut être dangereux pour l'existence de notre profession.

Certes, la vie d'un être humain mérite tous les égards. Je ne vous déconseillerai pas la prudence, mais ce serait être victime d'un grossier mirage de croire que dans tous les cas ennuyeux, notre intérêt est d'abandonner la malade.

Une telle pratique nous amènerait à considérer notre profession comme un métier banal. Or, notre ambition ne doit pas se borner à délivrer une mère et à jeter le nouveau-né dans l'eau en attendant que ses fautes le conduisent en enfer. Non seulement notre art s'accommode mal de tant de simplicité, mais nous devons l'exercer dans un siècle de scepticisme, où le bluff est passé maître. Pour réussir, il ne suffit plus d'être sincère et honnête, il faut se montrer enthousiaste.

*****

Or, quelle est la sage-femme qui sera satisfaite de voir sa clientèle lui échapper ? Il est pourtant bien naturel que nous cherchions à garder nos clientes. Malheureusement les moyens employés nous servent pour mieux se retourner contre nous. Aussi la raréfaction de la clientèle qui fut une gêne devient un péril. Ce péril n'a pas de couleur ! Il n'en est que plus redoutable. Qu'avons-nous fait pour le conjurer ?

Quelques sages-femmes, une très petite minorité, font de la publicité dans l'espoir de tromper la fortune. Le bienveillant accueil que vous avez réservé à ma première conférence, le vote par lequel vous avez bien voulu en sanctionner l'objet, la localisation des réclames, m'ont prouvé que j'avais été le porte-voix de mes collègues. Je n'insiste donc pas.

Puisque nous connaissons les causes de la crise que nous traversons, il nous est facile d'examiner tour à tour les remèdes susceptibles d'être retenus.

Demandez-vous, Mesdames, la suppression des services d'accouchement dans les hôpitaux ? Cette mesure priverait les pauvres des avantages accumulés par plusieurs siècles de civilisation. Les cas intéressants échapperaient plus facilement à l'examen des spécialistes. La science y perdrait autant que la charité. D'ailleurs l'argument de Spencer sur ce point échoue complètement. S'il peut être indifférent et même bon pour la sélection de la race de perdre la mère, par suite du phénomène de réversion, il y a intérêt à sauver l'enfant. Et puis, l'obstétrique se distingue de la médecine générale. La grossesse n'est pas une maladie ordinaire et elle n'est malheureusement pas... contagieuse.

Voulez-vous interdire aux médecins la pratique des accouchements ? Voilà une bonne idée, bien qu'elle ne puisse pas à elle seule résoudre le problème. D'autre part, il serait difficile de la présenter sérieusement et impossible de la défendre.

Nous sommes obligées de compter avec les associations mutuelles. Mais la Fédération devrait étudier et réglementer les rapports entre les sages-femmes et ces associations.

Ainsi, toutes ces solutions sont inutilisables ou insuffisantes. Une seule peut nous satisfaire et elle nous échappe : c'est l'augmentation sensible du nombre des naissances selon par exemple la proportion établie par le dernier recensement de la population allemande, 7 p. 100 je crois, c'est-à-dire, un excédent de 4 millions d'âmes sur une période quinquennale.

**

Puisque les lois ne font pas les mœurs, quoique la Bible tende à nous enseigner le contraire, « car selon la loi, le péché est mort » (1) et qu'il

____

(1) *Romains*, chapitre VII.

ne dépend pas de nous de mettre un terme au mouvement régressif du chiffre de la population, nous pourrons quand même atteindre notre but en diminuant le nombre des sages-femmes.

Mais j'entends une voix qui me rappelle à l'ordre et qui me dit : « L'application du principe de la limitation des sages-femmes dans les villes me paraît sage et nécessaire, mais il serait illogique et contraire de l'étendre aux campagnes où l'on se plaint de l'absence des sages-femmes. » Je réponds que les sages-femmes rurales sont dans la même situation que leurs collègues des grandes villes. Si la clientèle des campagnes offrait des avantages, on ne verrait pas la sage-femme de Pougues-les-Eaux accompagner le courrier postal à la gare et rapporter au bureau de poste les dépêches qu'elle reçoit au passage des trains. Oui, l'île ou plutôt le rocher de Batz réclame une sage-femme depuis longtemps. Mais quels que soient le dévouement et la sobriété des sages-femmes, on ne peut pas exiger qu'elles meurent de faim ou d'ennui. A la ville et à la campagne, les sages-femmes sont trop nombreuses ; il serait injuste de favoriser les unes à l'exclusion des autres. Le principe de la limitation est nécessaire et doit être appliqué universellement.

*
* *

La limitation nécessaire des sages-femmes est-elle possible ? Notre profession est classée parmi les professions libérales. A première vue, la limitation semble donc contraire à cette classification. Il n'en est rien. Un homme libre n'est pas celui qui satisfait tous ses désirs et ses caprices. Tout le monde a droit à la liberté. Celui qui se l'approprierait entièrement enchaînerait son voisin. Il ne faut pas confondre la hideuse licence et la sainte liberté. La première accompagne l'orgie, la seconde l'ordre. Certes la liberté ainsi entendue est beaucoup diminuée. On ne peut pas dire qu'elle nous apparaisse selon la conception que nous nous en faisons volontiers et qui est l'absence de toutes lois. Au contraire, à mesure que les siècles se succèdent, les codes s'enrichissent, les défenses et les interdictions se multiplent. Chose étrange, mais non paradoxale, cette chaîne qui s'étend et qu'on appelle le droit nous a libérés de l'esclavage et du bon plaisir. En pratique, le texte d'un mauvais règlement vaut mieux que l'énoncé d'un principe exact mais inutilisable.

Il n'est donc pas juste de réclamer exclusivement des hommes une œuvre qui dépend aussi du temps. Il faut de la patience, de l'entêtement, de la continuité dans l'effort pour donner à l'illusion un corps et à la réalité une âme.

La liberté individuelle ne peut exister que si les hommes respectent la liberté de leurs semblables. *A fortiori* les groupements d'individus doivent-ils respecter les droits des groupements voisins.

Sous le prétexte de liberté, une collectivité ne saurait porter atteinte aux droits de la société.

Le caractère libéral d'une profession ne la dispense donc pas du contrôle de l'État et cette profession peut être réglementée.

D'ailleurs, pourquoi dit-on qu'une profession est libérale ? Serait-ce parce qu'elle est ouverte à tout le monde ou parce qu'on peut l'exercer librement ? La seconde définition me donne toute satisfaction, attendu que le nombre des charges d'agents de change ou de courtiers assermentés près des bourses de commerce est limité et que ces professions n'en conservent pas moins un caractère libéral. Or, l'exercice d'une profession sera d'autant plus libre qu'il sera entouré de garanties. La limitation est une garantie au même titre que la loi du 28 ventôse an IX qui interdit toute immixtion dans le monopole dont jouissent les agents de change.

Les syndicats et associations de médecins ont déjà obtenu certaines garanties. Ils ont protesté contre un décret, rendu sur la proposition de M. Doumergue, ancien ministre de l'Instruction publique, qui reconnaissait aux titulaires du brevet supérieur, les mêmes droits qu'aux bacheliers. Cette protestation a eu pour effet de maintenir, en ce qui concerne les inscriptions des étudiants aux facultés de médecine, le *statu quo*. Il est intéressant de remarquer que le résultat obtenu équivaut à une limitation des médecins, puisque cette profession libérale demeure obstinément fermée aux primaires. Aujourd'hui quelques médecins, en particulier le Dr G. Bertillon, demandent nettement la limitation des médecins, des pharmaciens et des sages-femmes.

Ainsi, la limitation, qui semblait à quelques-unes devoir briser les derniers liens qui nous unissent à la grande famille médicale, viendra au contraire resserrer ces liens en nous rapprochant les unes des autres.

La limitation s'impose chez les sages-femmes autant que chez les médecins. Si l'on considère que malgré le mouvement féministe, les carrières ouvertes aux femmes sont encore peu nombreuses, il est possible que les professions qu'elles peuvent exercer soient congestionnées. Le fait se produit chez les sages-femmes.

Nous constatons avec peine combien cette concurrence altère les rapports entre collègues. La limitation équivalant au retour de la clientèle fera cesser ce regrettable état de choses en améliorant notre condition matérielle. Il ne faut pas oublier qu'Esculape comme Thémis a besoin de toques de velours et de manteaux d'hermine. Le peuple est impressionné par les manifestations extérieures. Le bicorne du gendarme est un symbole. Les lampes allumées en plein jour donnent beaucoup plus de poids aux sentences des tribunaux. La clientèle connaît notre science à notre maintien et à nos manières, parce qu'il lui est impossible d'être à la fois juge et partie ou parce que son choix ne peut être fixé que par des convenances personnelles. C'est pourquoi le modeste salon d'une sage-femme est une charge écrasante mais indispensable. Cette charge ne sera plus qu'un souci agréable quand, par la limitation, on nous aura donné le moyen de la supporter.

La limitation s'impose non seulement dans l'intérêt des sages-femmes, mais aussi dans l'intérêt général

Au sein de notre société où la civilisation atteint un degré de raffinement encore inconnu, c'est une faute grave de délivrer des diplômes de sage-femme sans nécessité. Il est notoire que le nombre des accouchements n'est pas en rapport avec celui des sages-femmes. La législation actuelle expose donc une quantité de femmes honnêtes aux sollicitations extérieures.

On lit dans le *Gaulois* du 11 janvier 1911, sous la signature d'*Un Désabusé* :

« Il y a des choses dont on ne voudrait rien dire, mais dont il faut tout de même parler et les scandales actuels de Biarritz, venant après toute une série, j'allais dire tout un cycle d'affaires identiques, rentrent dans cette délicate catégorie. Poursuites contre les médecins, contre les étudiants, contre les femmes, contre les sages-femmes ! C'est une avalanche de poursuites et de quelles poursuites !

« La société ne mourrait donc pas que d'alcoolisme, mais aussi d'un autre vice? Elle tendrait à se supprimer elle-même, non seulement en ne produisant plus d'enfants, mais en les tuant. »

En effet, si l'avortement est l'instrument principal de la dépopulation, du moins n'en est-il pas la cause. Les médecins et les sages femmes ne sont pas responsables d'un mouvement patronné et défendu publiquement par des partis politiques. Le mal est dans le succès des théories néo-malthusiennes, c'est-à-dire non seulement dans la pratique des manœuvres post-conceptionnelles, mais encore dans la pratique des manœuvres anti-conceptionnelles.

D'une part, l'éducation est en cause ; d'autre part, le code ne sévit pas suffisamment contre ceux qui ont pratiqué ou tenté l'avortement, et les législateurs tardent à réglementer des professions dont l'exercice peut être redoutable pour l'avenir du pays.

Il est, en effet, nécessaire d'armer les sages-femmes contre les offres criminelles qu'elles reçoivent tous les jours du dehors. Il faut limiter leur nombre et leur donner par ce moyen, la possibilité de vivre honnêtement et sans difficultés.

.·.

Le principe de la limitation étant admis, il faut en étudier l'application.

Les modes de limitation ne manquent pas. On pourrait prendre pour bases les divisions administratives ou la densité de la population ; nous aurions un ressort ou une circonscription. On s'assurerait l'inamovibilité et si possible les quinze mille francs !!!

L'État pourrait aussi racheter les clientèles, pour faire exploiter ensuite en régie intéressée ou par concession ce nouveau monopole...

Mais, non seulement, ces différents modes sont contraires au caractère libéral de notre profession, mais encore, la plupart d'entre nous seraient lésées soit par une simple gêne, soit par une dépossession complète.

Or, la limitation — j'insiste sur ce point — ayant pour but d'améliorer notre situation actuelle, il ne peut être question de mesures qui ne respectent même pas les droits acquis.

Il existe un moyen très séduisant de limiter le nombre des sagesfemmes. Il suffit d'exiger des candidates des titres universitaires ou de créer un examen d'admission dont le programme correspondrait à celui du diplôme reconnu nécessaire.

Je ferai toutefois deux objections, l'une de principe et l'autre de fait.

1° L'application de ce système aurait pour conséquence de favoriser celles qui ont eu la possibilité de faire de longues études. Ceci est contraire, dans notre république, aux principes démocratiques.

2° Puisque le brevet élémentaire est demandé aujourd'hui, il faudrait exiger un titre universitaire plus élevé, brevet supérieur ou baccalauréat. Or, à peines égales, les étudiantes feront sans aucun doute leur médecine, qui est plus avantageuse ; il se pourrait, dans ces conditions, qu'on dépassât le but poursuivi. Ce moyen de limitation ressemble trop au suicide, je l'abandonne.

Il existe cependant un mode de limitation qui échappe à toutes ces critiques, c'est d'imposer aux candidates sages-femmes une limite d'âge.

D'abord, nos droits, Mesdames, seront respectés ; ensuite, la limite d'âge par son caractère universel ne sera pas contraire au principe d'égalité. Il est nécessaire, pour que ce mode de limitation donne des résultats, que nulle ne puisse prendre ses inscriptions après vingt-six ans.

Ce chiffre s'impose pour deux raisons. Remarquez que le recrutement actuel des sages-femmes n'est pas logique.

Sauf à la Maternité de Port-Royal, il faut pour être sage-femme de 1ʳᵉ classe présenter un brevet élémentaire.

Quelle différence faites-vous entre deux femmes âgées de 45 ans dont l'une a le brevet élémentaire et l'autre ne l'a pas? Je n'en fais pas.

La première a eu tout le temps d'oublier la théorie des nombres premiers ou la date de la bataille de Furnes. Peut-être serait-elle embarrassée, si on lui demandait à brûle-pourpoint le poids de 1 gramme d'hydrogène.

La seconde, au contraire, par l'étude ou l'expérience a pu apprendre ce que la seconde aura oublié par indifférence ou par paresse.

On me dit qu'il n'y a pas de limite d'âge pour le brevet élémentaire. C'est juste, mais il ressort de nos exemples qu'un diplôme aussi primaire, aussi élémentaire, ne peut constituer une garantie que s'il est exigé à un âge où le printemps de la vie est encore en fleurs et où le souvenir de l'école ne laisse pas de regrets.

Un tel certificat perd toute signification avec le temps. C'est pourquoi la limite d'âge à vingt-six ans constitue à ce point de vue un oubli à réparer.

De plus, le chiffre de 26 ans assurera un recrutement plus homogène. On ne deviendra pas sage-femme parce qu'on n'a pas pu faire autre chose.

Le niveau moral des sages-femmes montrera une unité, une cohésion que les circonstances actuelles ne favorisent pas.

Notre solidarité grandira devant la communauté des idées, des besoins, des aspirations, c'est-à-dire devant la vocation enfin exigée et reconnue nécessaire.

Ajoutez que ce mode de limitation est très simple et pratique, que son efficacité ne fait aucun doute, qu'il aura dès la première année de son application des conséquences heureuses pour notre condition matérielle et morale. Vous auriez tort à mon avis de le repousser.

Ce sera l'honneur de notre Association d'avoir aidé le triomphe de cette limitation d'âge.

L'avenir meilleur qui se prépare nous permettra de nous occuper plus souvent des intérêts de notre chère Association et de lui assurer en retour de ces bienfaits une prospérité toujours plus florissante.

J. DEJEAN,

Secrétaire générale de l'Association des Sages-Femmes de France.